BEI GRIN MACHT SICH IHR
WISSEN BEZAHLT

AF144763

- Wir veröffentlichen Ihre Hausarbeit,
  Bachelor- und Masterarbeit

- Ihr eigenes eBook und Buch -
  weltweit in allen wichtigen Shops

- Verdienen Sie an jedem Verkauf

Jetzt bei www.GRIN.com hochladen
und kostenlos publizieren

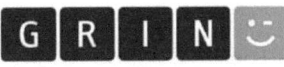

Bibliografische Information der Deutschen Nationalbibliothek:

Die Deutsche Bibliothek verzeichnet diese Publikation in der Deutschen National-
bibliografie; detaillierte bibliografische Daten sind im Internet über http://dnb.d-
nb.de/ abrufbar.

Impressum:

Copyright © 2017 GRIN Verlag, Open Publishing GmbH
Druck und Bindung: Books on Demand GmbH, Norderstedt Germany
ISBN: 9783668436206

Dieses Buch bei GRIN:

http://www.grin.com/de/e-book/358849/die-entwicklung-der-chirurgie

Leon Mohr

Die Entwicklung der Chirurgie

Wie hat sich die Chirurgie bis heute entwickelt und wie wird sie dies in der Zukunft tun?

GRIN Verlag

GRIN - Your knowledge has value

Der GRIN Verlag publiziert seit 1998 wissenschaftliche Arbeiten von Studenten, Hochschullehrern und anderen Akademikern als eBook und gedrucktes Buch. Die Verlagswebsite www.grin.com ist die ideale Plattform zur Veröffentlichung von Hausarbeiten, Abschlussarbeiten, wissenschaftlichen Aufsätzen, Dissertationen und Fachbüchern.

Besuchen Sie uns im Internet:

http://www.grin.com/

http://www.facebook.com/grincom

http://www.twitter.com/grin_com

DIE ENTWICKLUNG DER CHIRURGIE

Facharbeit im Seminarfach

LEON LUCAS MOHR
08. FEBRUAR 2017

Inhaltsverzeichnis

1. Einleitung

Amputationen, Blutstillungen, Tumorbekämpfungen, Wundbehandlungen, Brustvergrößerungen. Ich könnte noch einige Begriffe mehr aufzählen. All das sind Begriffe aus der Chirurgie, die meiner Meinung nach schon seit Tausenden von Jahren als die höchste Kunst der Medizin angesehen wird. Sie gehört zu den beliebtesten Teilgebieten der Medizin[1] und ist heutzutage überhaupt nicht mehr wegzudenken. Organtransplantationen und die Behandlung von Knochenbrüchen, sowie die Tumorentfernung und weitere Operationen sind heute fester Bestandteil der medizinischen Versorgung.

Auch außerhalb der medizinischen Berufe gibt es viele Menschen, die sich für sie interessieren. So auch ich. Schon seit meiner frühen Kindheit spielte ich mit dem Erste-Hilfe-Koffer, las die anatomischen Atlanten und medizinischen Bücher meiner Mutter und war sogar gerne beim Arzt. Mein Interesse ist so groß, dass ich mich dazu entschieden habe, nach der Schule Medizin zu studieren und danach meine Facharztausbildung in die chirurgische Richtung zu legen.

Gerade Bücher wie „Der Medicus" haben mich zum Nachdenken gebracht. So fragte ich mich, wie die Chirurgie denn früher ohne die ganzen technologischen Hilfsmittel praktiziert wurde. Also wählte ich genau dieses Thema aus. Diese Facharbeit bezieht sich darauf, wie sich die Chirurgie vom menschlichen Ursprung bis heute entwickelt hat und wie sie sich in Zukunft noch entwickeln könnte.

Dabei werde ich eine Zeitreise unternehmen und den Leser durch die verschiedensten Epochen unserer Zeit führen. Von der Steinzeit bis zur Antike. Vom Mittelalter bis zur Renaissance. Vom 19. Jahrhundert bis ins 20. Jahrhundert und noch viel weiter. Dafür benutze ich mein eigenes Wissen, was ich mir seit meiner Geburt angesammelt habe, sowie die verschiedensten Quellen, die mir einen tiefen Einblick in die Geschichte der Chirurgie preisgeben. Vorher werde ich noch etwas zur Chirurgie selbst schreiben und dem Leser erklären, was sie denn genau ist und was alles unter die Chirurgie fällt, sowie welche Facharztausbildungen sich bis heute gebildet haben und was deren Unterschiede sind.

---

[1] Operation-Karriere: Die Fachgebiete der Chirurgie, Datum unbekannt URL: http://www.operation-karriere.de/karriereweg/assistenzarzt/die-fachgebiete-der-chirurgie.html Stand: 05. Februar 2017.

2. Allgemeines über die Chirurgie

„Die Chirurgie löst Zusammenhängendes, verbindet Getrenntes und entfernt, was überflüssig ist".[2] Dieses Zitat vom französischen Chirurgen Guy de Chauliac fasst die Chirurgie perfekt zusammen. Sie beschäftigt sich mit der operativen Behandlung von Krankheiten und Verletzungen. Dabei kommt sie in Kontakt mit Organen, Gefäßen, Muskeln, Knochen, Nerven, Haut und noch vielen weiteren Bestandteilen des menschlichen Körpers. Die Behandlungen sind aber auch konservativ, also mit Hilfe von Medikamenten und anderen nicht operativen Therapien. Die Behandlung von Knochenbrüchen ohne Operation sondern nur mit einer Gipsschiene zählt zum Beispiel auch als chirurgische Therapie.

Um als Chirurg bezeichnet werden zu dürfen, bedarf es einem Medizinstudium mit einer Mindeststudienzeit von sechs Jahren, sowie einer Facharztausbildung in einer chirurgischen Klinik/Abteilung, die fünf bis sieben Jahre dauert. Danach hat man den Facharzttitel im gewählten Fach. Außerdem kann man sich danach noch weiter spezialisieren, oder Zusatzbezeichnungen, wie Notfallmedizin und Sportmedizin erlangen, die jedoch jedem Facharzt zur Verfügung stehen.

Es gibt zahlreiche Untergebiete der Chirurgie, wie Gefäßchirurgie, die sich mit der operativen Behandlung von Blutgefäßen beschäftigt, oder auch die Thoraxchirurgie, bei der Erkrankungen und Verletzungen im und am Brustkorb behandelt werden. Insgesamt gibt es in Deutschland acht zugelassene chirurgische Facharztspezialisierungen. Weiterhin gibt es operative Fächer wie Gynäkologie, Orthopädie und Augenheilkunde, die nicht direkt zur Chirurgie gezählt werden, aber chirurgische Vorgehensweisen beinhalten. Auch die Neurochirurgie und die Mund-Kiefer-Gesichtschirurgie haben zwar das Wort Chirurgie in ihrem Namen, gelten aber als eigenständige Fachgebiete. Genauso ist die Handchirurgie auch nur eine Zusatzbezeichnung und kein eigenständiges chirurgisches Fachgebiet.[3]

Ich denke, dass die Chirurgie mit der Orthopädie eins der handwerklich anspruchsvollsten Fachgebiete ist. So kommt es nicht selten vor, dass während einer Operation zuerst ein millimetergroßes Gefäß an ein anderes vernäht werden muss und danach der Brustkorb

---

[2] Keil, Gundolf: *Heinrich von Pfalzpaint und die plastische Chirurgie der Haut.* In: *Onkologische Dermatologie.* Hrsg. von Günter Burg u. a..
[3] Graf von Westphalen, Georg: Chirurgie, unbekanntes Datum, URL: http://flexikon.doccheck.com/de/Chirurgie Stand: 05. Februar 2017.

durchgesägt wird, um zu den im Thorax liegenden Organen zu gelangen. Trotzdem erfreut sie sich großer Beliebtheit, weshalb sie eines der am meisten vertretenen Fächer ist.

3. Die Entwicklung der Chirurgie in den Epochen unserer Zeit

3.1. Steinzeit

Wie alles andere hat auch die Chirurgie irgendwann ihren Anfang gehabt. Wann dieser genau war, wurde noch nicht ermittelt, jedoch weiß man heute durch Knochenfunde und ähnlichem, dass bereits in der Steinzeit Eingriffe durchgeführt wurden, die man als chirurgisch bezeichnen kann.

Einer der wohl am häufigsten gefundenen Eingriffe war die Amputation von Gliedmaßen. So belegt ein etwa 50.000 Jahre alter Skelettfund eines männlichen Neandertalers in einer Höhle im Irak eine Armamputation.[4] Außerdem gibt es zahlreiche Beweise für durchgeführte Trepanationen[5] von Schädeldecken. Vermutlich wurden diese durchgeführt, um das auf das Gehirn drückende Blut, das sich nach einer Kopfverletzung im Schädelraum sammeln konnte, abfließen zu lassen und somit dem Tod zu entgehen. Funde belegen, dass scharfkantige Feuersteine zum Öffnen des Schädels benutzt wurden. Die Erfolgsquote war bei diesen Eingriffen sehr hoch, da beim Schleifen des Schädels durch die Feuersteine eine starke Hitze entstand, die Keime abtöten ließ und damit der Feuerstein unbeabsichtigt sterilisiert wurde.[6] Die Operierten überlebten den Eingriff noch lange danach und starben nicht durch postoperative Folgen, sondern durch andere Einflüsse.[7]

Über weitere Eingriffe ist zurzeit noch nichts bekannt. Es wurden weder Beweise für andere häufig durchgeführte Eingriffe, noch benutzte Instrumente und Operationstechniken gefunden. So lässt sich also sagen, dass die Menschen in der Steinzeit durchaus ein Minimum an Verständnis vom menschlichen Körper hatten und sie dieses Verständnis sogar in die Praxis umwandeln konnten.

---

[4] Reitz, Manfred: *Steinzeitchirurgie.* In: *Pharmazeutische Industrie* (Pharmind), 73, 2011, S. 1755–1757.
[5] Mechanische Öffnung von fest umschlossenen Räumen im Körper.
[6] Maier: Chirurgie der Steinzeit, 16.Oktober 2008, URL: http://www.zeit.de/2008/42/BdW-42 Stand: 05. Februar 2017.
[7] Regal, Dr. Wolfgang und Nanut, Dr. Michael: Die älteste Operation, 04.Mai 2011, URL: http://www.springermedizin.at/artikel/22042-die-aelteste-operation Stand: 05. Februar 2017.

3.2. Antike

In der Antike besaß man im Gegensatz zur Steinzeit ein größeres Verständnis über den Körper, jedoch hatten die Ägypter zum Beispiel ein ganz eigenes Denken über die Krankheitslehre und die Anatomie, sogar einen ganzen göttlichen Heil-Kult. Die ägyptische Medizin soll von dem Hohepriester Imhotep (um 2700 v. Chr.) begründet worden sein, der später auch als Gott verehrt wurde. So bildeten sich die Anfänge der Säfte-Lehre heraus, die noch bis in die Renaissance reichte. Man hatte also das Gefäßsystem und die Organe bereits entdeckt, wenn auch ihre Aufgaben falsch interpretiert wurden.

Ein Krankheitsdenken hatte man aber auf jeden Fall. So gab es natürliche Krankheiten, die oft was mit der Verdauung zu tun hatten und magische Krankheiten, die durch Dämonen und Geister verursacht wurden. Die Ärzte im alten Ägypten hatten sich auf diese verschiedenen Krankheiten spezialisiert. Damit sind die Anfänge der Fachärzte begründet wurden. So gab es zwar keinen richtigen Chirurgen, jedoch operierten alle Ärzte in ihrem Gebiet, wenn es nötig war. Am häufigsten wurden die Augen operiert. Das lässt sich darauf zurückführen, dass die Augen der Ägypter durch Sandstürme, Staub und Insekten stark strapaziert wurden, weshalb eine Entzündung der Augen nicht selten war.[8] Aber auch die schon in der Steinzeit angewandten Trepanationen und Amputationen fand man wieder.

All diese Eingriffe wurden mit metallischen Werkzeugen durchgeführt. Man hatte aber nicht nur ein Skalpell, sondern auch spezielle Instrumente, wie Schere, Schwamm, scharfer Löffel, Bohrer und noch viel mehr.

Später übernahmen die Griechen einen Teil der altägyptischen Medizin und entwickelten daraus eine eigene, andere Medizin. Die Säfte-Lehre blieb aber immer noch ein großer Bestandteil. Man befasste sich jedoch viel mehr mit der reinen Patientenbeobachtung.[9] Trotzdem waren chirurgische Eingriffe oft vertreten und man bildete sogar Ärzte eigens für die chirurgische Tätigkeit aus. Großen Einfluss darauf nahm der Arzt Hippokrates, der seine eigene medizinische Schule in Kos gründete und dort auch den „Eid des Hippokrates" formulierte, der für uns heute noch von Bedeutung ist. In seiner medizinischen Schule wurden die Schüler theoretisch ausgebildet und assistierten ihm bei Operationen. Die Schüler

---

[8] Ägypten-Spezialist: Altägyptische Medizin, unbekanntes Datum, URL: https://www.aegypten-spezialist.de/kultur/altaegyptische-medizin.html Stand: 05. Februar 2017.
[9] Kudlien, F.: Der griechische Arzt im Zeitalter des Hellenismus. In: Antike Medizin, hg. V. H. Flashar u. a..

dokumentierten ihren Lehrfortschritt und die Eingriffe, wodurch wir heute so viel über die altgriechische Medizin wissen.[10]

Daher weiß man auch, dass die Chirurgie komplexer wurde und man sich sogar mit Operationen an Herz und Gehirn befasste. Selbst Eiterungen im Körper wurden behandelt und auch die allgemeine Wundbehandlung erlebte einen Aufschwung. Über neue eingeführte Instrumente ist jedoch nichts bekannt.

Im antiken Römischen Reich besaß man erstaunlicherweise zunächst kein ausgebildetes Gesundheitssystem. Erst ab dem 3. Jahrhundert v. Chr. wanderten Ärzte aus Ägypten, Asien und Griechenland nach Rom und boten ihre chirurgischen Dienste in den Läden und Gasthäusern Roms an. Diese Ärzte waren jedoch alles andere als beliebt. Sie wurden von den Römern verachtet. Erst Ende des 3. Jahrhunderts v. Chr. lockerte sich die Beziehung der Römer zu den Ärzten durch den griechischen Arzt Archagathus. Seine neue Methode „Schneiden und Brennen'' vergab ihm den Namen „Carnifex''. Bei dieser Methode verödete er verletzte Blutgefäße mit Feuer, um die Blutung zu stoppen. Das wird heute noch praktiziert. Da seine Methode so erfolgreich war, erhielt er ein Jahr nach seiner Niederlassung bereits die römische Staatsbürgerschaft.

Ein weiterer Revolutionär der Chirurgie war Galenos von Pergamon. Er studierte die Heilkunst in Alexandria, was zur Zeit der Antike die Stadt der Wissenschaften war. Dort las er jahrelang Bücher und Schriften. Weiterhin hatte er die Möglichkeit, menschliche Überreste zu erforschen, was zu dieser Zeit nirgendwo anders in der Welt erlaubt war. Außerdem half er den griechischen Ärzten in Asklepieia.[11] Nach seinen Studien in Alexandria kehrte er aus beruflichen Gründen in seine Heimatstadt Pergamon. Dort wurde er Sportarzt bei den olympischen Spielen. Er nutze die Chance, Spitzensportler medizinisch zu versorgen, was ihm die Möglichkeit gab, durchtrainierte Körper in Topform zu studieren und deren Verletzungen unmittelbar kennenzulernen. Wie heute auch, waren das vor allem verstauchte Knöchel und gerissene Bänder. Diese behandelte er intensiv mit chirurgischen Eingriffen und Massagen. Seine Arbeit machte auch bei den Organisatoren der Gladiatorenkämpfe Eindruck. Die Kämpfe hinterließen viele Verwundete und Verkrüppelte. Er behandelte diese so gut, dass im ersten Jahr seiner Tätigkeit als Gladiatorenarzt keiner seiner Patienten starb. Das lag unter anderem daran, dass er ihre Wunden mit weingetränkten Schwämmen desinfizierte. Außerdem erkannte er, dass tiefe Wunden bei denen Muskeln und Sehnen durchtrennt waren,

---

[10] Griesshaber, Dieter: Griechische und römische Medizin, 16. Januar 2017, URL: http://geschichtsverein-koengen.de/RoemMedizin.htm Stand: 05. Februar 2017.
[11] antike, griechische Heilstätten mit Bädern und Sanatorien.

nicht einfach durch das Verbinden dieser Stellen heilten, sondern dass das Gewebe erst wieder zusammengenäht werden musste. Dies tat er mit den bereits bekannten Instrumenten, die er immer weiterentwickelte. So entwickelte er einen Vorläufer des Chirurgenstahls, aus dem er seine Instrumente anfertigen ließ. Viele sind bis heute noch unverändert.[12]

Mit Mitte 30 reiste er nach Rom, wo er der leitende Arzt des Kolosseums wurde. Auch hier studierte er die Verletzungen der Kämpfer. Was ihm aber nicht mehr ermöglicht wurde, war das Sezieren von Körpern. In Rom war dies nämlich nicht erlaubt. Da die Kämpfer sich jedoch teilweise selbst aufschnitten, erhaschte er trotzdem Einblicke in noch lebendige menschliche Körper und somit erweiterte er sein Wissen immer mehr. Später wurde er sogar der Leibarzt von Kaiser Marc Aurel.

Durch seine Behandlungstechniken und Heilungsverfahren bestimmte er die Entwicklung der Chirurgie maßgeblich. Spätere römische Ärzte übernahmen seine Praktiken und verbreiteten diese in das gesamte römische Reich und darüber hinaus.

Kurz gesagt war die Antike also gezeichnet von Revolutionen im Bereich der Medizin und dort vor allem in der Chirurgie. Die Unterschiede zur Steinzeit sind immens. Es ist unglaublich, wie viel Wissen sich in dieser Zeit angehäuft hat. Der menschliche Körper und dessen Funktionen waren nicht mehr nur ein Geheimnis. Vieles, was in der Antike entdeckt und entwickelt wurde, wird bis heute noch benutzt. So lässt sich sagen, dass die Antike eine der wichtigsten Epochen in der Entwicklung der Chirurgie war.

3.3. Mittelalter (6. – 15. Jahrhundert)

Das Mittelalter ist als dunkles Zeitalter bekannt. Das liegt nicht nur an den zahlreichen Kriegen und den schlimmen Zuständen, sondern auch an der medizinischen Versorgung. Es gerieten komischerweise Teile der Erkenntnisse aus der Antike in Vergessenheit. Gerade in Regionen wie Germanien, Gallien und Britannien gelangte die Heilkunst aus Rom gar nicht erst hinter die Grenzen der dort lebenden Völker. Nur im persischen Reich blieb die antike Heilkunst erhalten.

Im christlichen Europa gab es keine ausgeprägte Gesundheitsversorgung. Auch im frühen Mittelalter nicht. Was sie jedoch hatten, war immer noch die Säfte-Lehre. Mehr aber nicht. Sie hatten von Anatomie stark begrenzte Kenntnisse. Da das Leben der Menschen im Mittelalter von der Kirche gesteuert wurde, war es ihnen auch nicht möglich diese Kenntnisse

---

[12] Onmeda-Redaktion: Galen (Claudius Galenus), 01. April 2014, URL:
http://www.onmeda.de/persoenlichkeiten/galenus.html Stand: 05. Februar 2017.

zu erweitern. Denn was in der Antike noch teilweise erlaubt war, war im Mittelalter strikt verboten. Also durfte man keine Menschen öffnen, nicht mal deren Leichnamen. So versuchte die Kirche die Schriften der antiken Gelehrten mit dem christlichen Glauben in Einklang zu bringen, was eine Weiterentwicklung kaum bis gar nicht möglich machte. Man stützte sich also auf Beobachtung der vier Säfte Blut, Schleim, gelbe und schwarze Galle und beschloss darauf aufbauend die Behandlung.[13]

Ausgeführt wurde dies meist von Badern und Frisören, die in diesem Handwerk überhaupt nicht ausgebildet waren. Die meisten konnten nicht einmal lesen. Also übten sie einfach an ihren hauptsächlich armen Patienten. So entstanden Eingriffe wie Schröpfen[14], Aderlass[15] und die Entfernung von Blasensteinen, aber auch noch viele weitere blutige Operationen. Bei diesen Eingriffen starb die Mehrheit der operierten Menschen durch Schock und Blutverlust, oder danach an den Folgen, wie zum Beispiel Wundbrand.

Wer Geld hatte, ging zu Klöstern und ließ sich dort von den Mönchen operieren. Diese hatten nämlich viele antike Schriften studiert und operierten hilfsbedürftige für Geld. Dass die Kirche dem Klerus nicht erlaubte, mit Blut in Berührung zu kommen, war ihnen bewusst. Trotzdem riskierten sie es, auch wenn sie mit einer Verbannung aus der Kirche rechnen mussten.

Im späten 15. Jahrhundert lockerten sich dann allmählich die Zustände im Mittelalter und die Kirche verlor immer mehr Einfluss auf das Leben der Menschen. Dadurch konnte man den Körper genauer studieren. Das legte erneut den Grundstein für die medizinisch-chirurgische Ausbildung in Europa.

Das Mittelalter war also eine Zeit voller blutiger Eingriffe und Schmerzen. Durch das Verlorengehen des Wissens der Antike, herrschte ein großes Unwissen im Bereich der Gesundheitsversorgung und die Kirche machte es nicht möglich, sich weiterzuentwickeln. Trotzdem erlangte man bis zum Ende des 15. Jahrhunderts eine Menge an Wissen über die Chirurgie, und zwar rein durch praktische Erfahrungen. Man hat sich allerdings nicht stark weiterentwickelt, sondern blieb auf dem Level der Antike, wenn nicht sogar etwas darunter.

---

[13] Thadeusz, Frank: Heiler im Mittelalter, 23.07.2013, URL: http://www.spiegel.de/spiegelgeschichte/mittelalter-haeufig-schadeten-die-aerzte-ihren-patienten-a-913943.html Stand: 05. Februar 2017.
[14] Erzeugung eines Unterdrucks auf einem begrenzten Hautareal mit speziellen Schröpfgläsern.
[15] Blutentnahme durch Eröffnung von Venen und Arterien.

3.4. Renaissance (15. - 18. Jahrhundert)

Wie wir alle wissen, war die Renaissance das Zeitalter der Humanisten. Die Kirche verlor an Einfluss und die Kritik der Menschen an viele Lehren nahm stark zu. Es entwickelte sich ein Schrei nach Wissen über alles auf der Welt. Auch über die Anatomie. Gerade Künstler wie Leonardo Da Vinci beschäftigten sich mit der Anatomie des Menschen, um ihn naturgetreu darstellen zu können. Dabei sezierten sie Menschen und schrieben ihre Erkenntnisse auf, wie es bereits die Menschen in der Antike taten. Dies wurde so häufig praktiziert, dass der menschliche Körper bereits nach wenigen Jahrzehnten fast vollständig untersucht wurde. Man fand bereits kleinere Strukturen wie Eileiter, Trommelfell und auch Tränengänge. Weiterhin entdeckte man den Blutkreislauf und damit auch das Herz als Organ, das das Blut durch die Adern im Körper pumpt. Außerdem wurden bereits einige Theorien über die Verbreitung von Krankheiten durch unsichtbare Keime aufgestellt, sowie Erkenntnisse über das Atmungssystem gesammelt. Durch den im 15. Jahrhundert entstandenen Buchdruck, verbreiteten sich alle Werke und Schriften der Anatomen, wodurch Europa zu dem Zentrum der Wissenschaft dieser Zeit wurde.[16]

All diese angesammelten Erkenntnisse verhalfen der Chirurgie, sich endlich wieder weiterzuentwickeln. Die hygienischen Verhältnisse verbesserten sich stark durch neue Techniken in den Bereichen Desinfektion und Blutstillung. Grade Chirurgen, die oft auf dem Schlachtfeld waren, sammelten viel Erfahrung mit Wunden und Verletzungen. Daraus entwickelten sich neue und wichtige Verfahren. Um die auftretenden Wunden vor Entzündungen zu schützen, goss man heißes Öl auf die zu behandelnde Stelle. Bei Amputationen band man die Blutgefäße ab, um die Blutungen zu stillen. Außerdem standen den wohlhabenden Schichten Prothesen zur Verfügung.

Die Chirurgie war nun so stark auf dem Vormarsch, dass sie erstmals offiziell als Fachgebiet anerkannt wurde. Damit wurde auch die Chirurgie langsam den Badern und den anderen Heilberufen entzogen und verwissenschaftlicht.

Letztendlich ist die Renaissance für die Chirurgie wichtig gewesen, da durch den auftretenden Humanismus die Möglichkeiten des Erforschens der Anatomie stark erweitert wurden. Sezieren war nun offiziell erlaubt. Damit gab es keine Einschränkungen mehr beim Untersuchen des menschlichen Körpers.

---

[16] Qi-Net: Medizin in der Renaissance, unbekanntes Datum, URL: http://www.qi-net.de/inf/Renais_u_ModMed.htm Stand: 05. Februar 2017.

3.5. 19. Jahrhundert

Das 19. Jahrhundert ist das Zeitalter der Bakteriologie und Mikrobiologie. Durch zahlreiche Entdeckungen von Erregern und Keimen, wie dem Milzbrand-Erreger oder dem Cholera-Erreger, konnten viele Krankheiten erforscht werden. Charles Darwin legte seine Evolutionstheorie nieder. Louis Pasteur entwickelte das Verfahren des Pasteurisierens. Vieles Weitere wurde entdeckt und erforscht. Dadurch räumte man endgültig mit der alten Vorstellung von den Körpersäften auf.

Was für die Chirurgie in diesem Zeitalter maßgebend war, ist die Entdeckung von sicherem Anästhetikum und damit auch dem Beginn der Narkose. Zuerst entdeckte Humphrey Davy 1799 Lachgas. Michael Faraday entdeckte im Jahr 1815 Ether. Es wurde auch Kokain als Anästhetikum verwendet, welches später jedoch aufgrund seiner Sucht- und Missbrauchsgefahr abgeschafft wurde.[17] Die Narkose ermöglichte den Chirurgen sicher und ohne großen Zeitdruck zu operieren. Ende des 19. Jahrhunderts kam es dann noch zur Entdeckung der Röntgenstrahlen und damit des Röntgens.

Weiterhin kam es noch dazu, dass die Sterblichkeit infolge von Wundinfektionen stark reduziert wurde, seitdem der Biologe Joseph Lister das Phenol als Antiseptikum[18] einführte.[19] Reinigung und Desinfektion wurden zum Standard bei Operationen.

Diese beiden Fortschritte machten die Entwicklung der Chirurgie zu einem Fachgebiet, dass alle Regionen des Körpers umfasst.

3.6. 20. Jahrhundert

Im 20. Jahrhundert drehte sich immer noch vieles um Mikrobiologie. Es wurden weiterhin verschiedene Erreger und dessen Krankheiten entdeckt und erforscht. 1928 entdeckte Alexander Fleming das Penicillin und damit eines der wichtigsten Antibiotika. Zudem fing man an Impfstoffe herzustellen, um die Übertragung und damit auch die Ausbreitung von einigen Keimen aufzuhalten. Auf diese Art wurden die Pocken bis 1979 vollständig ausgerottet. Auch die Kinderlähmung ist fast vollständig dezimiert worden.[20] Genauso viele

---

[17] Steinbrecher, Nora Kristin: Seminararbeit, Datum unbekannt URL: http://jung.jura.uni-saarland.de/Vertiefung/Nora.htm Stand: 05. Februar 2017.
[18] Wirkstoff zur Verhinderung einer Sepsis (Blutvergiftung).
[19] Qi-Net: Medizin im 19. Jahrhundert, Datum unbekannt URL: http://www.qi- net.de/inf/19JhrhundertMed.htm Stand: 05. Februar 2017.
[20] Handelsblatt: Welche Krankheiten gelten als ausgerottet?, 23.08.2013 URL: http://www.handelsblatt.com/technik/das-technologie-update/weisheit-der-woche/zaehe-erreger-welche-krankheiten-gelten-als-ausgerottet/8675282.html Stand: 05. Februar 2017.

Erfolge erreichte die Chirurgie. 1967 führte Christian Barnard die erste erfolgreiche Herztransplantation durch. Auch schon vorher konnten erfolgreiche Organtransplantationen aufgezeichnet werden.[21] Dazu kam noch die Einführung der minimal-invasiven Operationen in den 1990er Jahren, die bis heute fester Bestandteil der modernen Chirurgie sind.

4. Die Moderne Chirurgie in unserer heutigen Zeit

4.1. Chirurgische Diagnostiken

2006 wurden in Deutschland mehr als 12 Millionen Operationen durchgeführt.[22] Viele dieser Eingriffe wären nicht oder nur schwer möglich ohne die Hilfe von verschiedenen Diagnostikmethoden.

Die Methode des intraoperativen[23] Röntgens ist eine der wichtigsten diagnostischen Maßnahmen. Gerade für die Orthopädie und Unfallchirurgie ist sie von großer Bedeutung. Mit Hilfe von radioaktiver Röntgenstrahlung, die in einer Röntgenröhre erzeugt wird, lassen sich Knochen- und Gewebsstrukturen auf einem Fotofilm sichtbar machen. Somit kann man sowohl Knochenbrüche, als auch Tumoren und Flüssigkeitsansammlungen im Körper erkennen. Diese Methode ist sehr einfach und günstig, jedoch ist man während des Röntgens einer hohen Strahlenbelastung ausgesetzt, die allerdings durch das Anlegen von Bleischürzen minimiert werden kann.[24]

Eine weitere diagnostische Methode ist die Angiographie. Hier wird entweder mit oder ohne Hilfe eines Katheters[25] Kontrastmittel in die Blutgefäße gespritzt. Das Kontrastmittel kann dann wieder unter einem Röntgenbild sichtbar gemacht werden. Damit lassen sich Blutgerinnsel und Veränderungen der Gefäße, sowie Durchblutungsstörungen finden. Dieses

---

[21] Steinbrecher, Nora Kristin: Seminararbeit, Datum unbekannt URL: http://jung.jura.uni-saarland.de/Vertiefung/Nora.htm Stand: 05. Februar 2017.
[22] Statistisches Bundesamt und Arzt & Wirtschaft, 10/2007, S. 13..
[23] Während des Op-Vorgangs; inmitten der Operation.
[24] Onmeda-Redaktion: Röntgen, 31. Juli 2015, URL: http://www.onmeda.de/behandlung/roentgen.html Stand: 05. Februar 2017.
[25] Röhrchen mit dem Hohlorgane entleert, gefüllt oder gespült werden.

Verfahren wird häufig in der Herzchirurgie benutzt. Leider kann es zu einigen Komplikationen, wie allergischen Reaktionen und Entzündungen kommen.[26]

Außerdem gibt es noch die Magnetresonanztomographie, kurz MRT. Mit ihrer Hilfe können Gewebsschichten dreidimensional und kleinschichtig dargestellt werden. Somit kann der ganze Körper durchleuchtet werden, ohne ihn zu öffnen. Das funktioniert, indem Wasserstoffatome, die im Körper vorkommen und ein eigenes kleines Magnetfeld haben, welches durch einen starken Magneten in der MRT-Röhre beeinflusst und somit sichtbar gemacht wird. Die verschiedenen Gewebsschichten kann man so gut unterscheiden, da sie alle eine andere Anzahl von Wasserstoffatomen aufweisen. Der Vorteil dieser Methode ist, dass keine Röntgenstrahlung benötigt wird. Außerdem gibt es keine anhaltenden Risiken oder Nebenwirkungen.[27]

Es gibt noch viele weitere diagnostische Methoden. Diese drei beschriebenen zählen allerdings zu den am häufigsten benutzten.

4.2. Minimal-invasive Chirurgie

Während noch vor einigen 100 Jahren die zu operierenden Organe komplett freigelegt werden mussten, um die besten Ergebnisse zu erzielen, werden heute die meisten Eingriffe minimal-invasiv durchgeführt. Das heißt, der Operateur macht kleine Schnitte durch Haut und Gewebe des Patienten und führt dort dann laparoskopische Instrumente ein. Diese Instrumente haben Mikrokameras an sich befestigt. Der Operateur guckt also während der OP auf einen Monitor, auf dem die Aufnahmen aus dem Inneren des Patienten zeitgleich abgespielt werden. Diese Verfahren ermöglichen dem, Patienten operiert zu werden, ohne lange Genesungszeiten oder unästhetische Operationsnarben befürchten zu müssen. Außerdem ist die intraoperative Belastung des Patienten stark verringert. Allerdings benötigt der Operateur dafür ein gut ausgebildetes, dreidimensionales Denkvermögen.[28]

Ich finde an dieser Methode schade, dass man das Innere des Körpers nur auf einem Monitor sieht und so nicht direkt in Kontakt mit ihm kommt.

---

[26] Onmeda-Redaktion: Angiographie, 04. April 2014 URL: http://www.onmeda.de/behandlung/angiographie.html Stand: 05. Februar 2017.
[27] Onmeda-Redaktion: Magnetresonanztomographie, 11. September 2014, URL: http://www.onmeda.de/behandlung/mrt.html Stand: 5. Februar 2017.
[28] Hircin, Emrah: Minimal-invasive Chirurgie, Datum unbekannt, URL: http://flexikon.doccheck.com/de/Minimal_invasive_Chirurgie Stand: 05. Februar 2017.

5. Die Chirurgie in der Zukunft

5.1. Da-Vinci Operationssystem

Zurzeit stehen noch Chirurgen mit ihren Assistenten am Operationstisch. Bald könnten es aber schon Roboter sein. Es gibt bereits Prototypen des sogenannten Da-Vinci Operationssystems. Diese Apparatur der aus Kalifornien stammenden Firma *Intuitive Surgical* assistiert dem Operateur bei minimal-invasiven Eingriffen. Es wird mit Hilfe eines Stativs am Operationstisch fixiert und hängt dann über dem Operationsbereich. An ihm sind laparoskopische Instrumente befestigt, die von dem Operateur an einer Konsole, an der er sehr bequem sitzt, ferngesteuert werden. Auf der Konsole sieht der Operateur das Operationsfeld wie bei einem normalen minimal-invasiven Eingriff. Die Vorteile dieses Roboters sind offensichtlich: Er zittert nicht wie die Hände eines Chirurgen und wird auch nicht müde. Allerdings kostet dieses System insgesamt zwei Millionen Euro und muss bereits nach zehn Operationen ausgetauscht werden.[29]

Es könnte in naher Zukunft auch möglich sein, dass man das System über tausende von Kilometern steuern kann. So könnte man das System in einem Operationssaal installieren, der in einem Krisengebiet liegt. Die dazugehörige Konsole könnte dann von einem Operateur hier in Deutschland besetzt werden. Dadurch kann der Patient operiert werden, während der Operateur in Sicherheit ist und ohne Bedenken operieren kann.

Doch auch hier würden mir persönlich die Nähe zum Patienten und der Kontakt zum inneren Körper fehlen. Trotzdem sollte auf diesem Bereich weiter geforscht werden. Es macht die Operationen weitaus sicherere und angenehmer für den Patienten und dessen Operateur.

5.2. Organe drucken anstatt züchten

Dass man Organe mittlerweile sowohl künstlich, als auch im Körper des Patienten natürlich züchten kann, wissen die meisten ja schon. Mittlerweile soll es aber schon andere Möglichkeiten geben. Durch einen hochmodernen 3D-Drucker soll man bald dazu in der Lage sein, aus Ersatzgewebsstrukturen maßgefertigte Organe zu drucken und diese dann in den Körper des Patienten einzusetzen. Die umliegenden Echtzellen wachsen dann auf dem

---

[29] Wenzel, Silvio: Roboter im Operationssaal, 02. November 2016, URL: http://www.planet-wissen.de/technik/computer_und_roboter/roboter_mechanische_helfer/pwieroboterimoperationssaal100.html Stand: 05. Februar 2017.

Ersatzteil und ersetzten es nach einigen Wochen. Das soll in einigen Jahrzehnten mit jedem erdenklichen Organ und jedem erdenklichen Gewebe möglich sein. Das würde die Transplantationschirurgie um Dimensionen erweitern und hunderttausenden von Menschen das Leben retten.[30]

6. Abschließendes Fazit

Zusammenfassend ist zu sagen, dass die Menschen bereits in der Steinzeit chirurgische Maßnahmen anwendeten, wenn auch ohne Wissen, was danach passieren kann, beziehungsweise, was da überhaupt passiert. Die Ägypter in der Antike waren da später etwas schlauer und erkannten, dass sie eigens Leute ausbilden mussten, um sich von ihnen behandeln zu lassen. Auch bei den Griechen bemerkte man schnell, wie wichtig die Medizin ist, sodass man Medizinschulen gründete und dort den Schülern die Heilkunst lehrte, welche sie dann sowohl innerhalb, als auch außerhalb ihrer Landesgrenzen anboten, wenn auch mit Verachtung vom Volk. Im römischen Reich erfand man dann erstmals neue hygienische und Wundbehandlungen, die auch heute noch von Bedeutung sind. Die Menschen im Mittelalter, welche das Wissen über die Heilkünste aus der Antike verloren, hatten leider durch Kirche und Klerus kaum eine Chance, sich neues Wissen über den menschlichen Körper und dessen Umgebung anzueignen. Erst zur Zeit der Renaissance erfüllte ein erneuter Aufschwung die Menschen. Dank dem Humanismus und dem damit folgendem Drang nach Aufklärung, gelang es der Welt, wieder neuen Fuß in der Weiterentwicklung der Medizin zufassen und somit den Weg für Revolutionäre frei zu machen, sodass wir im 19. Jahrhundert sowohl das Anästhetikum, als auch das Antiseptikum einführen konnten, was die Chirurgie unglaublich effizient machte. Im 20. Jahrhundert vollbrachte man dann schon unglaubliches, wie Transplantationen. Heute im 21. Jahrhundert können die Chirurgen einen Blinddarm durch drei minimalkleine Löcher entfernen.

Was nun also die Entwicklung der Chirurgie betrifft, so lässt sich sagen, dass sie sich von ihren Anfängen bis in unsere heutige Zeit immens verbessert hat. Während sie sich in der Steinzeit und in der Antike hauptsächlich auf Beobachtungen und Erfahrungen gestützt hat,

---

[30] Kutter, Susanne: Herz und Niere aus dem Drucker, Datum unbekannt, URL: http://www.wiwo.de/technologie/forschung/kuenstliche-organe-adern-als-meterware/6845700-3.html Stand: 05. Februar 2017.

kamen seit dem späten Mittelalter immer mehr Informationen über die menschliche Anatomie und weiter biomedizinische Aspekte dazu. Was früher noch gar nicht erdenklich war, ist heute die Realität und das Werk von hart und lange arbeitenden und forschenden Menschen, ohne die wir nicht so weit wären, wie wir es heute sind. Die Chirurgie ist und bleibt eine Kunst, die wir Menschen benötigen und auch immer benötigen werden.

Insofern steht zu hoffen, dass sie sich auch in Zukunft immer noch weiterentwickeln und auch niemals damit aufhören wird, damit wir Menschen noch viele lange Jahre auf dieser Erde bestehen bleiben und uns nicht irgendein kleiner, fieser Tumor daran hindert das zu sein, was wir sind.

Menschen.

7. Literaturverzeichnis

Bildquellen

- Laurentatium: Die Anatomie des Dr. Tulp, Datum unbekannt, URL: http://www.laurentianum.de/lref2102.jpg Stand: 05. Februar 2017

Online-Publikationen

- 1989History: Die Geschichte der Chirurgie, Datum unbekannt, URL: http://www.1989history.eu/geschichte-chirurgie.html Stand: 05. Februar 2017

- Ägypten-Spezialist: Altägyptische Medizin, Datum unbekannt, URL: https://www.aegypten-spezialist.de/kultur/altaegyptische-medizin.html Stand: 05. Februar 2017

- Graf von Westphalen, Georg: Chirurgie, Datum unbekannt, URL: http://flexikon.doccheck.com/de/Chirurgie Stand: 05. Februar 2017

- Griesshaber, Dieter: Griechische und römische Medizin, Datum unbekannt, URL: http://geschichtsverein-koengen.de/RoemMedizin.htm Stand: 05. Februar 2017

- Gumpert, Dr. Nicolas: Chirurgie, was ist das; Datum unbekannt, URL: https://www.dr-gumpert.de/html/chirurgie_was_ist_das.html Stand: 05. Februar 2017

- Handelsblatt: Welche Krankheiten sind ausgerottet, 23. August 2013, URL: http://www.handelsblatt.com/technik/das-technologie-update/weisheit-der-woche/zaehe-erreger-welche-krankheiten-gelten-als-ausgerottet/8675282.html Stand: 05. Februar 2017

- Hircin, Emrah: Minimal-invasive Chirurgie, Datum unbekannt, URL: http://flexikon.doccheck.com/de/Minimal_invasive_Chirurgie Stand: 05. Februar 2017

- Imperium Romanum: Medizinische Berufe in der Antike, Datum unbekannt, URL: http://imperiumromanum.com/kultur/medizin/medizin_berufe_03.htm Stand: 05. Februar 2017

- Kids.T-Online: Gab es schon in der Steinzeit Chirurgen, Datum unbekannt, URL: http://kids.t-online.de/gab-es-schon-in-der-steinzeit-chirurgen-/id_18702446/index Stand: 05. Februar 2017

• Kutter, Susanne: Herz und Niere aus dem Drucker, Datum unbekannt, URL: http://www.wiwo.de/technologie/forschung/kuenstliche-organe-drucken-statt-zuechten/6845700-2.html Stand: 05. Februar 2017

• Maier: Chirurgie der Steinzeit, 16. Oktober 2008, URL: http://www.zeit.de/2008/42/BdW-42 Stand: 05. Februar 2017

• Onmeda-Redaktion: Angiographie, 04. April 2014, URL: http://www.onmeda.de/behandlung/angiographie.html Stand: 05. Februar 2017

• Onmeda-Redaktion: Galen (Claudius Galenus), 01. April 2014, URL: http://www.onmeda.de/persoenlichkeiten/galenus.html Stand: 05. Februar 2017

• Onmeda-Redaktion: MRT (Magnetresonanztomographie), 11. September 2014, URL: http://www.onmeda.de/behandlung/mrt.html Stand: 05. Februar 2017

• Onmeda-Redaktion: Röntgen, 31. Juli 2015, URL: http://www.onmeda.de/behandlung/roentgen.html Stand: 05. Februar 2017

• Qi-Net: Medizin im 19. Jahrhundert, Datum unbekannt, URL: http://www.qi-net.de/inf/19JhrhundertMed.htm Stand: 05. Februar 2017

• Qi-Net: Medizin im 20. Jahrhundert, Datum unbekannt, URL: http://www.qi-net.de/inf/20JhrhundertMed.htm Stand: 05. Februar 2017

• Qi-Net: Medizin in der Renaissance, Datum unbekannt, URL: http://www.qi-net.de/inf/Renais_u_ModMed.htm Stand: 05. Februar 2017

• Regal, Dr. Wolfgang und Nanut, Dr. Michael: Die älteste Operation, 04. Mai 2011, URL: http://www.springermedizin.at/artikel/22042-die-aelteste-operation Stand: 05. Februar 2017

• Steinbrecher, Nora Kristin: Seminararbeit, Datum unbekannt, URL: http://jung.jura.uni-saarland.de/Vertiefung/Nora.htm#4. Stand: 05. Februar 2017

• Thadeusz, Frank: Heiler Im Mittelalter, Datum unbekannt, URL: http://www.spiegel.de/spiegelgeschichte/mittelalter-haeufig-schadeten-die-aerzte-ihren-patienten-a-913943.html Stand: 05. Februar 2017

• Was war wann: Geschichte der Chirurgie, Datum unbekannt, URL: http://www.was-war-wann.de/geschichte/chirurgie.html Stand: 05. Februar 2017

• Wenzel, Silvio: Roboter im Operationssaal, Datum unbekannt, URL: http://www.planetwissen.de/technik/computer_und_roboter/roboter_mechanische_helfer/pwie roboterimoperationssaal100.html Stand: 05. Februar 2017

Buchquellen

• Reitz, Manfred : Steinzeitchirurgie. In: *Pharmazeutische Industrie* (Pharmind), 73, 2011, S. 1755-1757

• Kudlien, F.: Der griechische Arzt im Zeitalter des Hellenismus. In: Antike Medizin, hg. V. H. Flashar u.a.

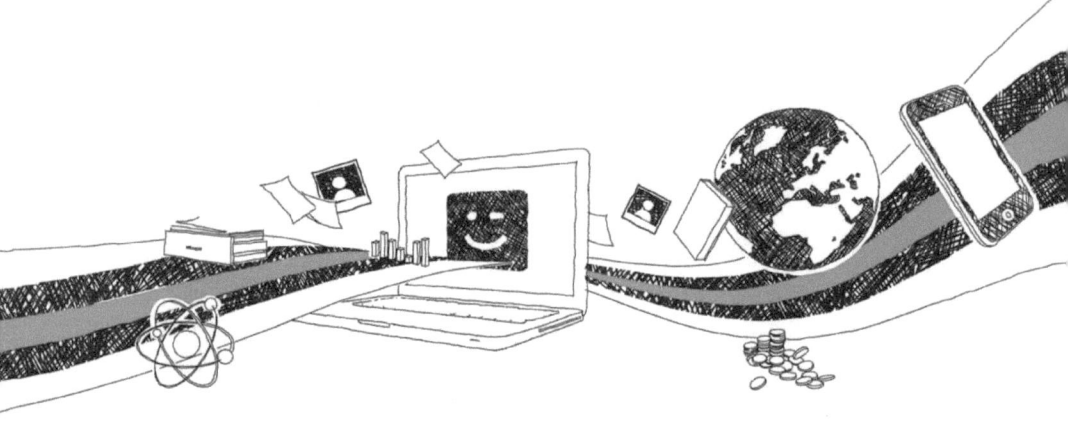
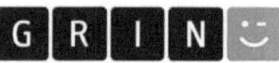